50 Recettes pour végétariens - Régime Okinawa-

Par

Emilie Ann Dufour

Table des matières :

Plats à Base de Protéines Végétales

16. Brochettes de tofu au sésame

17. Tempeh grillé aux herbes

18. Burger de haricots noirs à l'avocat

19. Bol de poké au tofu

20. Œufs brouillés au nori

Accompagnements

21. Riz brun au thé vert

22. Kimchi de chou nappa

23. Salade d'haricots azuki

24. Pickles de gingembre

25. Miso glaçant pour légumes grillés

Soupes

26. Soupe au potiron et au miso

27. Soupe claire aux algues et aux champignons

28. Soupe de nouilles udon aux légumes

29. Bouillon de légumes aux algues et aux haricots

30. Consommé aux champignons shiitake

Collations Saines

31. Chips de patates douces

32. Edamame grillé au sel de mer

33. Rouleaux de printemps aux fruits

34. Salade d'algues et d'avocat sur des crackers de riz

35. Smoothie tropical aux fruits locaux

Desserts

INTRODUCTION

Bienvenue dans le monde délicieux et sain du régime Okinawa, une aventure culinaire qui allie la tradition millénaire de l'île à une approche végétarienne nutritive. Les habitants de l'île d'Okinawa, au Japon, sont célèbres pour leur longévité exceptionnelle et leur bien-être, souvent attribués à leur mode de vie sain et à leur alimentation équilibrée.

Au cœur de cette alimentation se trouvent des ingrédients frais, colorés et riches en nutriments, principalement issus du règne végétal. Ce livre de recettes propose une immersion dans la palette vibrante de saveurs et de textures qui caractérisent la cuisine d'Okinawa, tout en s'adaptant aux principes végétariens.

Découvrez cinquante recettes soigneusement sélectionnées pour vous offrir un voyage gustatif unique, mettant en avant la diversité des légumes, des fruits, des algues, et des protéines végétales. Ces plats délicieux et nourrissants célèbrent l'art de bien manger tout en respectant l'équilibre nutritionnel recommandé par le régime Okinawa.

Que vous soyez déjà un adepte du végétarisme ou simplement en quête d'inspiration pour introduire des plats sains et délicieux dans votre quotidien, ce livre est conçu pour vous guider à travers une expérience culinaire unique, tout en honorant les bienfaits pour la santé qui ont fait la renommée du régime Okinawa.

Préparez-vous à explorer une variété de saveurs exquises, à expérimenter des combinaisons innovantes d'ingrédients, et à embarquer pour un voyage vers une alimentation équilibrée, énergisante et délectable. Que chaque page de ce livre vous inspire à créer des repas nourrissants, pleins de vitalité et de bien-être, à la manière d'Okinawa.

Bienvenue à bord de ce voyage culinaire, où la santé et la gourmandise se rencontrent harmonieusement. Bon appétit !

1. Edamame à la menthe et au citron

Ingrédients :

- 2 tasses d'edamame, surgelés ou frais
- 1/4 de tasse de feuilles de menthe fraîche, hachées
- Zeste d'un citron
- Jus d'un citron
- 1 cuillère à soupe d'huile d'olive extra vierge
- Sel et poivre, au goût

Instructions :

1. Cuisez les edamames selon les instructions sur l'emballage. Égouttez et laissez-les refroidir.

2. Dans un grand bol, mélangez les edamames refroidis, la menthe hachée, le zeste de citron et le jus de citron.
3. Ajoutez l'huile d'olive, le sel et le poivre. Mélangez délicatement.
4. Servez dans des bols individuels et garnissez de feuilles de menthe supplémentaires si désiré.

2. Salade d'algues wakame

Ingrédients :

- 1 tasse d'algues wakame séchées
- 2 cuillères à soupe de sauce soja
- 1 cuillère à soupe d'huile de sésame
- 1 cuillère à soupe de vinaigre de riz
- 1 cuillère à café de sucre
- 1 cuillère à café de graines de sésame grillées

Instructions :

1. Réhydratez les algues wakame selon les instructions sur l'emballage. Égouttez-les bien.

2. Dans un bol, mélangez la sauce soja, l'huile de sésame, le vinaigre de riz et le sucre pour créer la vinaigrette.
3. Ajoutez les algues wakame égouttées dans le bol et mélangez délicatement.
4. Saupoudrez de graines de sésame grillées avant de servir.

3. Tartare d'avocat et de concombre

Ingrédients :

- 2 avocats mûrs, coupés en dés
- 1 concombre, pelé et coupé en petits cubes
- 1 tomate, épépinée et coupée en dés
- 1 oignon rouge, finement haché
- Jus de 1 citron
- 2 cuillères à soupe de coriandre fraîche, hachée
- Sel et poivre, au goût

Instructions :

1. Dans un grand bol, combinez les dés d'avocat, de concombre, de tomate et l'oignon rouge.
2. Arrosez de jus de citron et ajoutez la coriandre fraîche.
3. Assaisonnez avec du sel et du poivre selon votre goût.
4. Mélangez délicatement tous les ingrédients et servez dans des coupes individuelles.

4. Soupe miso aux champignons et aux algues

Ingrédients :

- 4 tasses de bouillon de légumes
- 1/3 de tasse de miso
- 1 tasse de champignons shiitake, tranchés
- 1/2 tasse d'algues wakame, réhydratées
- 2 oignons verts, hachés

Instructions :

1. Dans une casserole, portez le bouillon de légumes à ébullition.
2. Dans un bol, diluez le miso avec un peu de bouillon chaud pour former une pâte lisse.
3. Ajoutez la pâte de miso, les champignons shiitake et les algues wakame dans la casserole. Laissez mijoter pendant 10 minutes.
4. Garnissez de oignons verts hachés avant de servir.

5. Rouleaux de printemps aux légumes

Ingrédients :

- 8 feuilles de riz pour rouleaux de printemps
- 1 carotte, coupée en fines lanières
- 1 concombre, coupé en fines lanières
- 1 avocat, tranché
- 1 tasse de vermicelles de riz, cuites
- Feuilles de laitue
- Menthe fraîche

Instructions :

1. Trempez une feuille de riz dans de l'eau chaude jusqu'à ce qu'elle soit malléable.
2. Placez la feuille de riz sur une surface propre et ajoutez une feuille de laitue au centre.
3. Ajoutez quelques lanières de carotte, de concombre, des tranches d'avocat, des vermicelles de riz et des feuilles de menthe.
4. Repliez les côtés de la feuille de riz et roulez-la fermement.
5. Répétez le processus pour les autres feuilles de riz.
6. Servez avec une sauce de trempage à base de sauce soja et de jus de citron.

6. Tofu sauté à la sauce teriyaki

Ingrédients :

- 1 bloc de tofu ferme, coupé en cubes
- 1/4 de tasse de sauce teriyaki
- 2 cuillères à soupe d'huile de sésame
- 1 cuillère à soupe de sirop d'érable
- 2 gousses d'ail, hachées
- 1 cuillère à soupe de graines de sésame

Instructions :

1. Dans une poêle, faites chauffer l'huile de sésame à feu moyen.
2. Ajoutez les cubes de tofu et faites-les sauter jusqu'à ce qu'ils soient dorés.
3. Dans un bol, mélangez la sauce teriyaki, le sirop d'érable et l'ail.
4. Versez la sauce sur le tofu sauté et mélangez bien.
5. Saupoudrez de graines de sésame avant de servir.

7. Nouilles de soba aux légumes

Ingrédients :

- 200 g de nouilles de soba
- 1 courgette, coupée en fines lanières
- 1 poivron rouge, coupé en lanières
- 1 carotte, coupée en julienne
- 1 tasse de brocoli, coupé en petits bouquets
- 2 cuillères à soupe de sauce soja
- 1 cuillère à soupe d'huile de sésame
- 1 cuillère à café de gingembre frais râpé

- Graines de sésame pour la garniture

Instructions :

1. Faites cuire les nouilles de soba selon les instructions sur l'emballage. Égouttez-les et réservez.
2. Dans une poêle, chauffez l'huile de sésame à feu moyen. Ajoutez le gingembre râpé.
3. Ajoutez les légumes (courgette, poivron, carotte, brocoli) et faites-les sauter jusqu'à ce qu'ils soient tendres.
4. Ajoutez les nouilles de soba cuites à la poêle et versez la sauce soja. Mélangez bien.
5. Servez garni de graines de sésame.

8. Curry de patates douces

Ingrédients :

- 2 patates douces, pelées et coupées en dés
- 1 oignon, haché
- 2 gousses d'ail, émincées

- 1 boîte de lait de coco (400 ml)
- 2 cuillères à soupe de pâte de curry
- 1 cuillère à soupe d'huile végétalienne
- Sel et poivre, au goût
- Coriandre fraîche pour la garniture

Instructions :

1. Dans une casserole, faites chauffer l'huile à feu moyen. Ajoutez l'oignon et l'ail, faites-les revenir jusqu'à ce qu'ils soient tendres.
2. Ajoutez la pâte de curry et remuez pendant 1 à 2 minutes.
3. Ajoutez les patates douces coupées en dés et le lait de coco. Assaisonnez avec du sel et du poivre. Laissez mijoter jusqu'à ce que les patates douces soient tendres.
4. Servez le curry sur du riz ou du quinoa, garni de coriandre fraîche

9. Poêlée de légumes de saison

Ingrédients :

- 2 tasses de légumes de saison (par exemple, courgettes, poivrons, champignons), coupés en morceaux
- 1 cuillère à soupe d'huile d'olive
- 2 gousses d'ail, hachées
- 1 cuillère à café d'herbes de Provence
- Sel et poivre, au goût

Instructions :

1. Dans une grande poêle, chauffez l'huile d'olive à feu moyen.
2. Ajoutez l'ail haché et faites-le revenir jusqu'à ce qu'il soit légèrement doré.
3. Ajoutez les légumes de saison coupés en morceaux et les herbes de Provence. Faites sauter jusqu'à ce que les légumes soient tendres mais encore croquants.
4. Assaisonnez avec du sel et du poivre. Servez chaud.

10. Bol de quinoa aux haricots noirs et à la mangue

Ingrédients :

- 1 tasse de quinoa, cuit
- 1 tasse de haricots noirs cuits
- 1 mangue, pelée et coupée en dés
- 1 avocat, tranché
- Jus de 1 lime
- 2 cuillères à soupe de coriandre fraîche, hachée
- Sel et poivre, au goût

Instructions :

1. Dans un bol, disposez le quinoa cuit, les haricots noirs cuits, les dés de mangue et les tranches d'avocat.
2. Arrosez de jus de lime frais et saupoudrez de coriandre hachée.
3. Assaisonnez avec du sel et du poivre selon votre goût.
4. Mélangez délicatement tous les ingrédients et servez.

11. Goya Champuru (saute de légumes amers)

Ingrédients :

- 1 goya (concombre amer), coupé en fines tranches
- 100 g de tofu ferme, coupé en cubes
- 2 œufs, battus
- 1/2 oignon, tranché
- 1 tasse de pousses de soja
- 2 cuillères à soupe de sauce soja
- 1 cuillère à soupe de mirin (vin de riz sucré)
- 1 cuillère à soupe d'huile végétalienne

Instructions :

1. Faites sauter le tofu dans l'huile végétalienne jusqu'à ce qu'il soit doré. Réservez.
2. Dans la même poêle, ajoutez les tranches de goya, l'oignon et les pousses de soja. Faites sauter jusqu'à ce que les légumes soient tendres.
3. Ajoutez le tofu sauté à la poêle.
4. Versez les œufs battus sur le mélange de légumes et tofu. Remuez bien pour que les œufs soient uniformément répartis.
5. Ajoutez la sauce soja et le mirin. Mélangez jusqu'à ce que tous les ingrédients soient bien enrobés.
6. Servez chaud.

12. Patate douce rôtie au miso

Ingrédients :

- 2 patates douces, pelées et coupées en rondelles
- 2 cuillères à soupe de miso
- 1 cuillère à soupe d'huile d'olive
- 1 cuillère à soupe de sirop d'érable

- Graines de sésame pour la garniture

Instructions :

1. Préchauffez le four à 200°C.
2. Dans un bol, mélangez le miso, l'huile d'olive et le sirop d'érable.
3. Badigeonnez les rondelles de patate douce avec ce mélange.
4. Disposez les rondelles sur une plaque de cuisson et faites cuire au four pendant environ 25-30 minutes, ou jusqu'à ce qu'elles soient tendres.
5. Garnissez de graines de sésame avant de servir.

13. Radis daikon mariné

Ingrédients :

- 1 radis daikon, pelé et coupé en fines tranches
- 1/4 de tasse de vinaigre de riz
- 2 cuillères à soupe de sucre
- 1 cuillère à café de sel

Instructions :

1. Dans un bol, mélangez le vinaigre de riz, le sucre et le sel jusqu'à dissolution complète.
2. Ajoutez les tranches de radis daikon dans le mélange.
3. Laissez mariner au réfrigérateur pendant au moins 1 heure avant de servir.

14. Salade d'igname pourpre

Ingrédients :

- 2 igname pourpre, pelées et coupées en cubes
- 1 cuillère à soupe d'huile d'olive
- Jus d'un citron
- 1 cuillère à soupe de sirop d'érable
- Sel et poivre, au goût
- Graines de tournesol pour la garniture

Instructions :

1. Faites cuire les cubes d'igname à la vapeur jusqu'à ce qu'ils soient tendres.

2. Dans un bol, mélangez l'huile d'olive, le jus de citron, le sirop d'érable, le sel et le poivre.
3. Ajoutez les cubes d'igname cuits dans le bol et mélangez délicatement.
4. Garnissez de graines de tournesol avant de servir.

15. Courge butternut farcie aux champignons

Ingrédients :

- 1 courge butternut, coupée en deux et épépinée
- 200 g de champignons, hachés
- 1 oignon, haché
- 2 gousses d'ail, émincées
- 1 tasse de quinoa cuit
- 1 cuillère à soupe d'huile d'olive
- Sel et poivre, au goût
- Fromage végétalien râpé (en option)

Instructions :

1. Préchauffez le four à 200°C.

2. Placez les moitiés de courge butternut sur une plaque de cuisson.
3. Dans une poêle, faites revenir les champignons, l'oignon et l'ail dans l'huile d'olive jusqu'à ce qu'ils soient tendres.
4. Ajoutez le quinoa cuit dans la poêle et mélangez bien.
5. Remplissez les moitiés de courge avec le mélange de quinoa et champignons.
6. Faites cuire au four pendant environ 30 minutes, ou jusqu'à ce que la courge soit tendre.
7. Garnissez éventuellement de fromage végétalien râpé avant de servir.

Plats à Base de Protéines Végétales

16. Brochettes de tofu au sésame

Ingrédients :

- 1 bloc de tofu ferme, coupé en cubes
- 2 cuillères à soupe de sauce soja
- 1 cuillère à soupe d'huile de sésame
- 1 cuillère à soupe de graines de sésame
- 1 cuillère à soupe de sirop d'érable
- Brochettes en bois, trempées dans l'eau

Instructions :

1. Préparez la marinade en mélangeant la sauce soja, l'huile de sésame, les

graines de sésame et le sirop
d'érable dans un bol.
2. Enfilez les cubes de tofu sur les
brochettes.
3. Badigeonnez les brochettes avec la
marinade.
4. Faites griller au four ou sur un gril
jusqu'à ce que le tofu soit doré.
5. Servez chaud, garni de graines de
sésame supplémentaires.

17. Tempeh grillé aux herbes

Ingrédients :

- 200 g de tempeh, coupé en triangles
- 2 cuillères à soupe de sauce tamari
- 1 cuillère à soupe d'huile d'olive
- 1 cuillère à soupe de jus de citron
- 1 cuillère à café d'herbes de Provence
- Poivre noir, au goût

Instructions :

1. Préparez la marinade en mélangeant la sauce tamari, l'huile d'olive, le jus

de citron, les herbes de Provence et
le poivre noir.

2. Faites mariner le tempeh dans la préparation pendant au moins 30 minutes.
3. Faites griller le tempeh mariné sur une poêle ou sur un gril jusqu'à ce qu'il soit bien doré.
4. Servez chaud.

18. Burger de haricots noirs à l'avocat

Ingrédients :

- 1 boîte de haricots noirs (400 g), rincés et égouttés
- 1 avocat mûr, écrasé
- 1/2 tasse de flocons d'avoine
- 1 oignon, haché finement
- 1 cuillère à soupe de cumin moulu
- Sel et poivre, au goût
- Pain à hamburger
- Garnitures au choix (feuilles de laitue, tomates, cornichons, etc.)

Instructions :

1. Dans un bol, écrasez les haricots noirs à la fourchette.
2. Ajoutez l'avocat écrasé, les flocons d'avoine, l'oignon haché, le cumin, le sel et le poivre. Mélangez bien.
3. Formez des galettes avec le mélange et faites-les cuire dans une poêle chaude jusqu'à ce qu'elles soient dorées des deux côtés.
4. Servez les galettes dans des pains à hamburger avec vos garnitures préférées.

19. Bol de poké au tofu

Ingrédients :

- 200 g de tofu ferme, coupé en dés
- 2 cuillères à soupe de sauce soja
- 1 cuillère à soupe d'huile de sésame
- 1 cuillère à café de gingembre frais, râpé
- 1 avocat, coupé en tranches
- 1 concombre, coupé en dés
- 1 tasse de riz à sushi cuit
- Graines de sésame pour la garniture
- Algues nori, coupées en lanières

Instructions :

1. Dans un bol, mariner les dés de tofu dans la sauce soja, l'huile de sésame et le gingembre râpé pendant au moins 30 minutes.
2. Dans un bol, assemblez le riz cuit, le tofu mariné, les tranches d'avocat, les dés de concombre, les graines de sésame et les lanières d'algues nori.
3. Mélangez doucement tous les ingrédients.
4. Servez le bol de poké garni de graines de sésame supplémentaires.

20. Œufs brouillés au nori

Ingrédients :

- 1 bloc de tofu soyeux
- 1 cuillère à soupe d'huile végétalienne
- 2 feuilles de nori, déchirées en morceaux
- 1 cuillère à soupe de sauce soja
- 1/2 cuillère à café de curcuma en poudre (pour la couleur)

- Sel et poivre, au goût

Instructions :

1. Égouttez le tofu soyeux et émiettez-le à la fourchette.
2. Dans une poêle, chauffez l'huile à feu moyen. Ajoutez le tofu émietté.
3. Ajoutez les morceaux de nori, la sauce soja, le curcuma, le sel et le poivre. Mélangez bien.
4. Faites cuire en remuant fréquemment jusqu'à ce que le tofu soit bien chaud et ait absorbé les saveurs.
5. Servez chaud.

21. Riz brun au thé vert

Ingrédients :

- 2 tasses de riz brun cuit
- 1 cuillère à soupe de thé vert en poudre (matcha)
- 1 cuillère à soupe de graines de sésame
- 1 cuillère à soupe de sauce soja
- 1 cuillère à café d'huile de sésame

Instructions :

1. Dans un grand bol, mélangez le riz brun cuit avec le thé vert en poudre.
2. Ajoutez les graines de sésame, la sauce soja et l'huile de sésame. Mélangez bien.

3. Servez chaud en accompagnement de vos plats principaux.

22. Kimchi de chou nappa

Ingrédients :

- 1 chou nappa, haché
- 2 cuillères à soupe de sel
- 2 cuillères à soupe de sucre
- 3 cuillères à soupe de pâte de piment (gochujang)
- 2 gousses d'ail, hachées
- 1 cuillère à soupe de gingembre frais, râpé
- 2 oignons verts, hachés

Instructions :

1. Massez le chou nappa haché avec du sel et du sucre. Laissez reposer pendant 1 heure.
2. Rincez le chou nappa à l'eau froide et égouttez bien.
3. Dans un bol, mélangez le chou nappa avec la pâte de piment, l'ail, le gingembre et les oignons verts.

4. Transférez le mélange dans un bocal en verre propre et fermez hermétiquement.
5. Laissez fermenter à température ambiante pendant 1 à 2 jours, puis réfrigérez.

23. Salade d'haricots azuki

Ingrédients :

- 1 tasse d'haricots azuki, cuits
- 1 concombre, coupé en dés
- 1 carotte, râpée
- 2 cuillères à soupe de vinaigre de riz
- 1 cuillère à soupe de sirop d'érable
- 1 cuillère à soupe de sauce soja
- Graines de sésame pour la garniture

Instructions :

1. Dans un bol, combinez les haricots azuki cuits, les dés de concombre et la carotte râpée.
2. Dans un petit bol, mélangez le vinaigre de riz, le sirop d'érable et la sauce soja.

3. Versez la vinaigrette sur la salade et mélangez bien.
4. Garnissez de graines de sésame avant de servir.

24. Pickles de gingembre

Ingrédients :

- 1 gros morceau de gingembre, pelé et coupé en fines lamelles
- 1/4 de tasse de vinaigre de riz
- 2 cuillères à soupe de sucre
- 1/2 cuillère à café de sel

Instructions :

1. Dans un petit bol, mélangez le vinaigre de riz, le sucre et le sel jusqu'à ce que le sucre et le sel soient complètement dissous.
2. Ajoutez les lamelles de gingembre dans le mélange et laissez-les mariner pendant au moins 30 minutes.
3. Conservez les pickles de gingembre au réfrigérateur. Ils peuvent être

conservés pendant plusieurs semaines.

25. Miso glaçant pour légumes grillés

Ingrédients :

- 1/4 de tasse de miso
- 2 cuillères à soupe de sirop d'érable
- 1 cuillère à soupe de sauce soja
- Jus de 1 citron

Instructions :

1. Dans un bol, mélangez le miso, le sirop d'érable, la sauce soja et le jus de citron.
2. Utilisez ce mélange comme glaçage pour badigeonner les légumes grillés avant de les servir.
3. Ajoutez plus de jus de citron selon votre goût.

26. Soupe au potiron et au miso

Ingrédients :

- 2 tasses de purée de potiron
- 4 tasses de bouillon de légumes
- 1/4 de tasse de miso
- 1 oignon, haché
- 2 gousses d'ail, émincées
- 1 cuillère à soupe d'huile d'olive
- 1 cuillère à soupe de gingembre frais, râpé
- 1 cuillère à soupe de sauce soja
- Poivre noir, au goût
- Coriandre fraîche pour la garniture

Instructions :

1. Dans une casserole, faites chauffer l'huile d'olive à feu moyen. Ajoutez l'oignon, l'ail et le gingembre, faites-les revenir jusqu'à ce qu'ils soient tendres.
2. Ajoutez la purée de potiron et le bouillon de légumes. Portez à ébullition, puis réduisez le feu et laissez mijoter pendant 10 minutes.
3. Dans un bol, diluez le miso avec un peu de bouillon chaud pour former une pâte lisse.
4. Ajoutez la pâte de miso et la sauce soja dans la casserole. Poivrez selon votre goût.
5. Laissez mijoter encore quelques minutes.
6. Garnissez de coriandre fraîche avant de servir.

27. Soupe claire aux algues et aux champignons

Ingrédients :

- 4 tasses de bouillon de légumes

- 1 tasse de champignons shiitake, tranchés
- 1 tasse d'algues wakame, réhydratées
- 2 carottes, coupées en rondelles
- 1 poireau, tranché
- 2 cuillères à soupe de sauce soja
- 1 cuillère à soupe de vinaigre de riz
- 1 cuillère à soupe d'huile de sésame
- 1 cuillère à soupe de gingembre frais, râpé
- Poivre blanc, au goût
- Oignons verts hachés pour la garniture

Instructions :

1. Dans une casserole, faites chauffer le bouillon de légumes à feu moyen.
2. Ajoutez les champignons shiitake, les algues wakame, les rondelles de carottes et le poireau dans la casserole. Laissez mijoter pendant 15 minutes.
3. Dans un bol, mélangez la sauce soja, le vinaigre de riz, l'huile de sésame et le gingembre râpé.
4. Ajoutez le mélange liquide dans la casserole. Poivrez selon votre goût.
5. Laissez mijoter encore quelques minutes.

6. Servez chaud, garni d'oignons verts hachés.

28. Soupe de nouilles udon aux légumes

Ingrédients :

- 200 g de nouilles udon
- 4 tasses de bouillon de légumes
- 1 carotte, coupée en fines lanières
- 1 poivron rouge, coupé en lanières
- 1 tasse de champignons shiitake, tranchés
- 2 cuillères à soupe de sauce soja
- 1 cuillère à soupe de mirin (vin de riz sucré)
- 1 cuillère à soupe d'huile de sésame
- Graines de sésame pour la garniture
- Oignons verts hachés pour la garniture

Instructions :

1. Faites cuire les nouilles udon selon les instructions sur l'emballage. Égouttez-les et réservez.

2. Dans une casserole, chauffez le bouillon de légumes à feu moyen.
3. Ajoutez les lanières de carotte, les lanières de poivron et les champignons shiitake. Laissez mijoter pendant 10 minutes.
4. Ajoutez la sauce soja, le mirin et l'huile de sésame. Mélangez bien.
5. Ajoutez les nouilles udon cuites dans la casserole.
6. Servez chaud, garni de graines de sésame et d'oignons verts hachés.

29. Bouillon de légumes aux algues et aux haricots

Ingrédients :

- 4 tasses de bouillon de légumes
- 1 tasse d'algues wakame, réhydratées
- 1 tasse de haricots azuki cuits
- 1 carotte, coupée en rondelles
- 1 poireau, tranché
- 1 cuillère à soupe de sauce soja
- 1 cuillère à soupe d'huile de sésame

- Poivre blanc, au goût
- Coriandre fraîche pour la garniture

Instructions :

1. Dans une casserole, faites chauffer le bouillon de légumes à feu moyen.
2. Ajoutez les algues wakame, les haricots azuki, les rondelles de carotte et le poireau dans la casserole. Laissez mijoter pendant 15 minutes.
3. Ajoutez la sauce soja, l'huile de sésame et poivrez selon votre goût.
4. Laissez mijoter encore quelques minutes.
5. Servez chaud, garni de coriandre fraîche.

30. Consommé aux champignons shiitake

Ingrédients :

- 4 tasses de bouillon de légumes
- 1 tasse de champignons shiitake, tranchés

- 2 gousses d'ail, émincées
- 1 cuillère à soupe de sauce soja
- 1 cuillère à soupe d'huile de sésame
- 1 cuillère à soupe de vinaigre de riz
- 1 cuillère à café de gingembre frais, râpé
- Poivre blanc, au goût
- Oignons verts hachés pour la garniture

Instructions :

1. Dans une casserole, faites chauffer le bouillon de légumes à feu moyen.
2. Ajoutez les champignons shiitake, l'ail, la sauce soja, l'huile de sésame, le vinaigre de riz et le gingembre râpé. Laissez mijoter pendant 10 minutes.
3. Poivrez selon votre goût.
4. Servez chaud, garni d'oignons verts hachés.

31. Chips de patates douces

Ingrédients :

- 2 patates douces, pelées et coupées en tranches fines
- 2 cuillères à soupe d'huile d'olive
- Sel et poivre, au goût
- Paprika (facultatif)

Instructions :

1. Préchauffez le four à 200°C.
2. Dans un grand bol, mélangez les tranches de patates douces avec l'huile d'olive, le sel, le poivre et éventuellement le paprika.
3. Disposez les tranches sur une plaque de cuisson en une seule couche.

4. Faites cuire au four pendant 15-20 minutes ou jusqu'à ce que les chips soient croustillantes.
5. Laissez refroidir avant de déguster.

32. Edamame grillé au sel de mer

Ingrédients :

- 2 tasses d'edamame non cuits, décongelés s'ils sont surgelés
- 1 cuillère à soupe d'huile d'olive
- Sel de mer, au goût

Instructions :

1. Préchauffez le four à 200°C.
2. Dans un bol, mélangez les edamame avec l'huile d'olive et saupoudrez de sel de mer.
3. Étalez les edamame sur une plaque de cuisson.
4. Faites cuire au four pendant 15-20 minutes ou jusqu'à ce qu'ils soient légèrement grillés.
5. Laissez refroidir avant de servir.

33. Rouleaux de printemps aux fruits

Ingrédients :

- 8 feuilles de riz
- 1 mangue, pelée et coupée en lanières
- 1 avocat, tranché
- Fraises, tranchées
- Menthe fraîche
- Sauce pour trempette : Mélangez du yaourt à la noix de coco avec du sirop d'érable

Instructions :

1. Trempez rapidement une feuille de riz dans de l'eau tiède pour la ramollir.
2. Placez la feuille de riz sur une surface plate.
3. Disposez des lanières de mangue, des tranches d'avocat, des fraises et des feuilles de menthe au centre de la feuille de riz.

4. Repliez les côtés de la feuille de riz et roulez-la soigneusement.
5. Répétez le processus avec les autres feuilles de riz et les ingrédients.
6. Servez les rouleaux de printemps avec la sauce pour trempette.

34. Salade d'algues et d'avocat sur des crackers de riz

Ingrédients :

- 1 tasse d'algues wakame, réhydratées
- 1 avocat, coupé en cubes
- 1/4 de tasse de graines de sésame
- Jus d'un citron
- Crackers de riz

Instructions :

1. Dans un bol, mélangez les algues wakame réhydratées, les cubes d'avocat et les graines de sésame.
2. Arrosez la salade de jus de citron et mélangez délicatement.

3. Servez la salade sur des crackers de
   riz.

35. Smoothie tropical aux fruits locaux

Ingrédients :

- 1 tasse d'ananas frais, coupé en morceaux
- 1 tasse de papaye, coupée en morceaux
- 1 banane, pelée
- 1/2 tasse de mangue, coupée en morceaux
- 1/2 tasse de lait de coco
- Glace (facultatif)

Instructions :

1. Dans un blender, combinez l'ananas, la papaye, la banane, la mangue et le lait de coco.
2. Mélangez jusqu'à obtenir une consistance lisse.
3. Ajoutez de la glace si vous souhaitez un smoothie plus frais.

4. Versez dans un verre et dégustez
   immédiatement.

36. Gâteau à la patate douce et au gingembre

Ingrédients :

- 2 tasses de purée de patate douce
- 1 tasse de farine de blé
- 1/2 tasse de sucre
- 1/4 de tasse de mélasse
- 1/4 de tasse d'huile végétalienne
- 1 cuillère à soupe de gingembre frais, râpé
- 1 cuillère à café de cannelle
- 1 cuillère à café de levure chimique
- 1/2 cuillère à café de sel
- 1/2 tasse de lait végétal

Instructions :

1. Préchauffez le four à 180°C.

2. Dans un grand bol, mélangez la purée de patate douce, la farine, le sucre, la mélasse, l'huile végétalienne, le gingembre râpé, la cannelle, la levure chimique et le sel.
3. Ajoutez progressivement le lait végétal tout en remuant jusqu'à obtenir une pâte homogène.
4. Versez la pâte dans un moule à gâteau préalablement graissé.
5. Faites cuire au four pendant environ 30-40 minutes, ou jusqu'à ce qu'un cure-dent inséré au centre en ressorte propre.
6. Laissez refroidir avant de démouler.

37. Tapioca à la noix de coco et aux fruits exotiques

Ingrédients :

- 1/2 tasse de perles de tapioca
- 2 tasses de lait de coco
- 1/4 de tasse de sucre
- Fruits exotiques (mangue, ananas, kiwi), coupés en morceaux

Instructions :

1. Faites tremper les perles de tapioca dans de l'eau pendant 30 minutes.
2. Égouttez le tapioca et faites-le cuire selon les instructions sur l'emballage.
3. Dans une casserole, chauffez le lait de coco et le sucre à feu moyen jusqu'à ce que le sucre soit dissous.
4. Ajoutez le tapioca cuit dans la casserole et mélangez bien.
5. Laissez refroidir et réfrigérez.
6. Servez le tapioca avec les morceaux de fruits exotiques.

38. Sorbet à la mangue

Ingrédients :

- 3 mangues, pelées et coupées en morceaux
- 1/4 de tasse de sirop d'érable ou de sucre
- Jus d'un citron

Instructions :

1. Congelez les morceaux de mangue
   pendant au moins 4 heures.
2. Dans un mixeur, combinez les
   morceaux de mangue congelés, le
   sirop d'érable (ou le sucre) et le jus
   de citron.
3. Mixez jusqu'à obtenir une
   consistance lisse.
4. Transférez le sorbet dans un
   récipient hermétique et placez-le au
   congélateur pendant au moins 2
   heures avant de servir.

39. Mochi à la patate violette

Ingrédients :

- 1 tasse de farine de riz gluant
- 1/4 de tasse de sucre
- 1/2 tasse de purée de patate violette
- Fécule de maïs pour saupoudrer

Instructions :

1. Dans un bol, mélangez la farine de
   riz gluant, le sucre et la purée de
   patate violette.

2. Pétrissez la pâte jusqu'à ce qu'elle soit lisse.
3. Divisez la pâte en petites boules.
4. Saupoudrez légèrement les boules de fécule de maïs pour éviter qu'elles ne collent.
5. Écrasez chaque boule pour former un disque et enveloppez une portion de la garniture de votre choix (fruits, haricots rouges, etc.).
6. Servez les mochis immédiatement ou conservez-les au réfrigérateur.

40. Anmitsu (gelée de fruits avec haricots rouges)

Ingrédients :

- 1 tasse d'haricots rouges sucrés, cuits
- Gelée de fruits (agrumes, pêches, etc.)
- Morceaux de fruits (ananas, fraises, kiwi)
- Sirop de sucre brun

- Anko (pâte de haricots rouges sucrée)
- Glace vanille (facultatif)

Instructions :

1. Dans des bols individuels, répartissez les haricots rouges cuits, la gelée de fruits, les morceaux de fruits et l'anko.
2. Ajoutez une cuillerée de sirop de sucre brun sur le dessus.
3. Si vous le souhaitez, servez avec une boule de glace vanille.

41. Thé au jasmin

Ingrédients :

- 1 cuillère à café de feuilles de thé au jasmin
- Eau chaude
- Tranches de citron (facultatif)
- Édulcorant au goût (miel, sirop d'érable, sucre)

Instructions :

1. Placez les feuilles de thé au jasmin dans une théière.
2. Versez de l'eau chaude sur les feuilles de thé.
3. Laissez infuser pendant 2-3 minutes.
4. Filtrez le thé dans des tasses.

5. Ajoutez des tranches de citron et édulcorez selon votre goût.

42. Smoothie vert à l'ananas

Ingrédients :

- 1 tasse d'épinards frais
- 1/2 tasse d'ananas frais, coupé en morceaux
- 1 banane, pelée
- 1/2 tasse de lait de coco
- Jus d'un citron

Instructions :

1. Dans un mixeur, combinez les épinards, l'ananas, la banane, le lait de coco et le jus de citron.
2. Mixez jusqu'à obtenir une consistance lisse.
3. Versez dans un verre et dégustez immédiatement.

43. Eau infusée à l'hibiscus et au gingembre

Ingrédients :

- 2 cuillères à soupe de fleurs d'hibiscus séchées
- 1 petit morceau de gingembre, tranché
- Eau
- Édulcorant au goût (miel, sirop d'érable, sucre)

Instructions :

1. Dans une carafe, placez les fleurs d'hibiscus et les tranches de gingembre.
2. Versez de l'eau sur les ingrédients.
3. Réfrigérez pendant au moins 2 heures pour permettre l'infusion.
4. Filtrez l'eau infusée dans des verres.
5. Édulcorez selon votre goût.

44. Lassi à la mangue

Ingrédients :

- 1 tasse de mangue, coupée en morceaux
- 1 tasse de yaourt nature
- 1/2 tasse de lait
- 1 cuillère à soupe de sucre (ajustez selon votre goût)
- 1/4 de cuillère à café de cardamome en poudre
- Glace (facultatif)

Instructions :

1. Dans un mixeur, combinez les morceaux de mangue, le yaourt, le lait, le sucre et la cardamome.
2. Mixez jusqu'à obtenir une consistance lisse.
3. Ajoutez de la glace si vous souhaitez un lassi plus frais.
4. Versez dans des verres et servez immédiatement.

45. Café au lait de soja

Ingrédients :

- 1 tasse de café fort
- 1 tasse de lait de soja (chauffé)

Instructions :

1. Préparez une tasse de café fort.
2. Chauffez le lait de soja sans le faire bouillir.
3. Versez le café dans une tasse et ajoutez le lait de soja chauffé.
4. Mélangez bien et sucrez selon votre goût.

Plats Traditionnels Okinawaïens

46. Rafute (porc braisé) végétarien

Ingrédients :

- 400 g de protéine de soja texturée (protéines de soja)
- 1/2 tasse de shoyu (sauce soja)
- 1/4 de tasse de mirin (vin de riz sucré)
- 1/4 de tasse de sucre brun
- 3 gousses d'ail, émincées
- 1 morceau de gingembre (environ 2 pouces), pelé et tranché
- 2 cuillères à soupe d'huile végétalienne
- 2 tasses d'eau

Instructions :

1. Dans un bol, réhydratez la protéine de soja avec de l'eau chaude pendant 10-15 minutes. Égouttez-la.
2. Dans une casserole, mélangez le shoyu, le mirin, le sucre, l'ail et le gingembre. Ajoutez l'huile.
3. Ajoutez la protéine de soja réhydratée et l'eau dans la casserole. Portez à ébullition, puis réduisez le feu et laissez mijoter pendant environ 30-40 minutes, jusqu'à ce que la sauce soit bien absorbée et que la protéine de soja soit tendre.
4. Servez le rafute végétarien sur du riz ou avec des accompagnements au choix.

47. Goya Chanpuru avec Tofu

Ingrédients :

- 1 goya (melon amer), coupé en fines tranches
- 200 g de tofu ferme, coupé en cubes
- 1/2 oignon, tranché

- 1/2 tasse de champignons shiitake, tranchés
- 2 œufs, battus
- 2 cuillères à soupe de shoyu (sauce soja)
- 1 cuillère à soupe de mirin (vin de riz sucré)
- 1 cuillère à soupe d'huile végétalienne

Instructions :

1. Dans une poêle, faites chauffer l'huile à feu moyen. Ajoutez l'oignon, le goya et les champignons shiitake. Faites sauter pendant quelques minutes jusqu'à ce que les légumes soient tendres.
2. Ajoutez le tofu et continuez à faire sauter.
3. Dans un bol, mélangez les œufs, le shoyu et le mirin. Versez le mélange dans la poêle et remuez rapidement jusqu'à ce que les œufs soient cuits.
4. Servez chaud avec du riz.

48. Riz Okinawaïen Violet

Ingrédients :

- 2 tasses de riz Okinawaïen violet
- 3 tasses d'eau

Instructions :

1. Rincez le riz Okinawaïen violet sous l'eau froide.
2. Dans une casserole, combinez le riz et l'eau.
3. Portez à ébullition, puis réduisez le feu à doux, couvrez et laissez cuire jusqu'à absorption complète de l'eau (environ 20-25 minutes).
4. Laissez reposer le riz pendant quelques minutes avant de le servir.

49. Tofu au Sucre Noir d'Okinawa

Ingrédients :

- 400 g de tofu ferme, coupé en cubes

- 1/2 tasse de sucre noir d'Okinawa
- 2 cuillères à soupe de shoyu (sauce soja)

Instructions :

1. Dans une casserole, mélangez le sucre noir d'Okinawa avec le shoyu. Faites chauffer à feu doux jusqu'à ce que le sucre soit complètement dissous.
2. Ajoutez le tofu dans la casserole et laissez mijoter pendant environ 10 minutes, en remuant doucement pour enrober le tofu du sirop.
3. Lorsque le tofu est bien imprégné du sirop, retirez du feu.
4. Laissez refroidir légèrement avant de servir.

50. Agar-Agar aux Fruits Tropicaux

Ingrédients :

- 1 paquet d'agar-agar en poudre

- 4 tasses de jus de fruits tropicaux (mangue, ananas, passion, etc.)
- 1/2 tasse de sucre

Instructions :

1. Dans une casserole, mélangez le jus de fruits et le sucre.
2. Saupoudrez l'agar-agar sur le mélange de jus de fruits tout en remuant.
3. Portez à ébullition, puis laissez mijoter pendant 2-3 minutes.
4. Versez le mélange dans un moule et laissez refroidir à température ambiante.
5. Réfrigérez pendant au moins 2 heures avant de découper en cubes et de servir.

CONCLUSION

Félicitations pour avoir parcouru ce livre de recettes dédié aux délices végétariens inspirés du régime Okinawa. En explorant les saveurs uniques de cette cuisine, vous avez découvert une abondance de plats sains et délicieux qui célèbrent la richesse des ingrédients locaux et la tradition culinaire d'Okinawa.

Les cinquante recettes variées présentées dans ce livre vous invitent à embrasser un mode de vie végétarien en puisant dans la diversité des légumes, des fruits, des céréales, et des protéines végétales. L'équilibre nutritionnel, la fraîcheur des ingrédients, et la créativité des combinaisons font de ces plats de véritables joyaux culinaires.

Que ce soit avec les plats principaux mettant en vedette le tofu, les légumes locaux ou les protéines végétales, ou avec les desserts alléchants et les boissons rafraîchissantes, ces recettes vous ont guidé dans un voyage gustatif et nutritif. L'utilisation d'ingrédients spécifiques au régime Okinawa, tels que le goya, le riz violet, le sucre noir, et l'agar-agar, ajoute une dimension unique à chaque plat, reflétant l'héritage culturel de la région.

En adoptant ces recettes dans votre quotidien, vous avez non seulement pris un chemin vers une alimentation plus saine et équilibrée, mais vous avez également découvert comment les principes du régime Okinawa peuvent être adaptés pour répondre aux besoins des végétariens. Les bienfaits nutritionnels et les saveurs exquises ont convergé pour créer une expérience culinaire qui nourrit le corps et l'esprit.

Que ces recettes deviennent une source d'inspiration dans votre quête pour une vie saine et gourmande. Explorez, expérimentez, et partagez ces délices végétariens d'Okinawa avec vos proches. Puissent ces plats apporter une touche de vitalité, de bien-être et de convivialité à votre table.

Bon appétit et que votre voyage culinaire continue à être rempli de découvertes délicieuses et de joie partagée !